SUR UNE VARIÉTÉ RARE

D'ABCÈS ET D'INFILTRATION D'URINE

CHEZ LES RÉTRÉCIS

Lésions infectieuses dans les rétrécissements larges

PAR

LE Dʳ J. BOUJOL

LYON

A. REY, IMPRIMEUR DE LA FACULTÉ DE MÉDECINE

1896

SUR UNE VARIÉTÉ RARE

D'ABCÈS ET D'INFILTRATION D'URINE

CHEZ LES RÉTRÉCIS

Lésions Infectieuses dans les rétrécissements larges

SUR UNE VARIÉTÉ RARE

D'ABCÈS ET D'INFILTRATION D'URINE

CHEZ LES RÉTRÉCIS

Lésions infectieuses dans les rétrécissements larges

PAR

LE DR J. BOUJOL

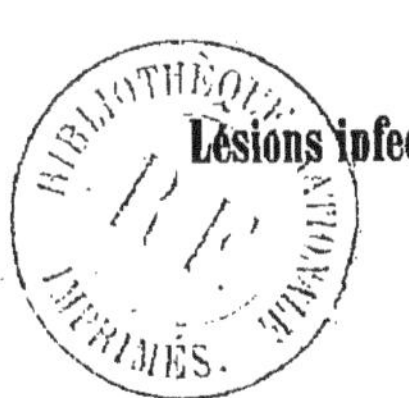

LYON

A. REY, IMPRIMEUR DE LA FACULTÉ DE MÉDECINE.

4, RUE GENTIL, 4

1896

INTRODUCTION

Le but de notre travail est d'attirer l'attention sur ce
fait que l'on observe des abcès urineux, des infiltrations
d'urine à forme grave, des fistules multiples, chez d'anciens blennorragiques, ne présentant aucun trouble marqué des fonctions urinaires et dont l'urètre admet facilement des bougies de fort calibre n°ˢ 20 et 21. Il semble
que chez eux, la blennorragie n'ait produit qu'un léger
rétrécissement du canal de l'urètre, formant, comme le
veulent certains auteurs, une entité morbide, ou étant
simplement une phase dans le développement d'angusties
plus étroites, ou plutôt, comme le pense M. Gangolphe,
que cette blennorragie ait donné lieu à des phénomènes
de sphacèle sous l'influence de micro-organismes. Toujours est-il que ces accidents, avec un calibre de l'urètre
très peu rétréci, sont loin d'être rares, comme on le verra

par les 17 observations que nous avons pu recueillir et que la théorie mécanique, qui semble en rendre compte dans les rétrécissements étroits, est ici insuffisante. Peut-être le rôle de la théorie mécanique est-il moins important que ce qu'on l'avait supposé jusqu'ici, et faut-il dans les rétrécissements étroits, aussi bien que dans les rétrécissements larges, faire une part prépondérante à l'infection, à sa nature, à la diversité des processus qu'elle détermine ? Ici l'on trouvera un travail de sclérose, aboutissant à une virole serrée, résistante, réduisant le calibre de l'urètre ; ailleurs le travail de défense est nul : ce qui domine, c'est le processus destructif produisant un sphacèle plus ou moins étendu, sans diminution notable du calibre de l'urètre.

Dans un premier chapitre, nous ferons l'historique de ce point de pathologie urinaire qui a pris une importance considérable depuis les remarquables articles de Pousson et d'Albarran.

Dans un deuxième chapitre, nous grouperons les observations que nous avons recueillies et ferons voir que l'on trouve, dans ces cas de rétrécissements larges admettant des bougies variant du n° 18 au n° 22, des abcès urineux évoluant comme dans les rétrécissements étroits, des infiltrations d'urine à forme grave, des fistules multiples.

Dans un troisième chapitre nous traiterons de la pathogénie de ces accidents, des lésions infectieuses qui commandent les complications dans les rétrécissements larges.

Enfin, dans un dernier et court chapitre, nous parlerons du traitement de ces abcès, infiltrations et fistules.

M. le professeur agrégé Gangolphe, chirurgien-major désigné de l'Hôtel-Dieu, nous a donné l'idée première de ce travail et ne nous a ménagé ni son temps ni ses conseils. Il nous a toujours reçu avec la plus grande amabilité. Que ce maître bienveillant et aimé reçoive l'expression de notre vive reconnaissance ; qu'il soit assuré de notre sincère attachement.

M. Laroyenne, l'éminent professeur-adjoint des maladies de femme, ex-chirurgien en chef de la Charité, nous fait l'insigne honneur d'accepter la présidence de notre thèse ; qu'il nous permette de lui témoigner toute notre gratitude et notre profond respect.

M. le Dr Villard a mis gracieusement à notre disposition une intéressante observation ; nous l'en remercions.

Ce nous est un devoir de remercier nos premiers maîtres de la Faculté de Montpellier. Nous n'oublierons jamais les bontés de M. le professeur Granel, qui a été, au début de nos études médicales, un guide bienveillant et plein de sollicitude. Nous sommes heureux de lui offrir l'expression de notre inaltérable attachement.

Nous adressons à M. le professeur de pharmacie Courchet un témoignage de notre profonde reconnaissance pour l'amitié qu'il nous a toujours prodiguée.

Nous remercions nos maîtres de la Faculté de Lyon et

des hôpitaux, qui nous ont largement prodigué les trésors de leur science.

Que nos amis soient assurés de notre sincère affection.

SUR UNE VARIÉTÉ RARE

D'ABCÈS ET D'INFILTRATION D'URINE

CHEZ LES RÉTRÉCIS

Lésions Infectieuses dans les rétrécissements larges

CHAPITRE PREMIER.

Historique.

Reybard le premier, 1855, fait mention des rétrécissements larges et considère comme déjà atteints de stricture « laplupart des sujets qui ont un écoulement peu abondant, de vieille date, cessant de lui-même pour reparaître sous l'influence des moindres causes : comme un refroidissement, des excès de table, etc... »

Voillemier dans son beau *Traité des maladies de l'urètre*, 1868, décrit des brides sous-muqueuses, trouvées par lui sur le cadavre qui produisent de légers rétrécissements dont la présence pendant la vie ne s'était manifestée par aucun trouble fonctionnel.

Otis dans ses travaux *(Stricture of male uretra*, 1878), exagère la fréquence et l'importance des rétrécissements larges, en fait la cause presque unique de l'urétrite chronique, mais n'en a pas moins le mérite d'attirer l'attention sur une question restée dans l'ombre avant lui.

Les auteurs américains, à la suite d'Otis, portent leurs recherches sur ce point négligé, mais suivent ses exagérations et n'ajoutent rien de bien nouveau à cette question. Sands, Stewart *(New-Orléans med. and. surg. I.* septembre 1889), Gouley, parlent à plusieurs reprises des larges strictures.

Les auteurs anglais, à l'exception de Revington *(The Lancet,* 1889), et les auteurs allemands sont muets à ce sujet et dans la littérature médicale de ces pays on n'en trouve nulle trace.

En France, M. Pousson publie dans la *Gazette hebdomadaire des sciences médicales de Bordeaux,* 1888, une série de leçons où il signale l'existence des rétrécissements larges.

En juillet 1890, il publie dans les *Annales de la Polyclinique,* la première observation d'abcès urineux sans rétrécissement. La question des rétrécissements larges sortait enfin de la voie théorique pour entrer dans une voie féconde et pratique. A peu près à la même époque, M. le professeur agrégé Gangolphe, sans connaître les publications de M. Pousson, observait de son côté, dans son service de l'hôpital de la Croix-Rousse, de nombreuses fistules urinaires chez un homme dont l'urètre admettait une bougie n° 17. Quelques mois plus tard. M. Gangolphe avait encore l'occasion de rencontrer un abcès urineux chez un sujet présentant un rétrécissement très large. Ces observations, qui ne furent pas publiées, figurent dans notre deuxième chapitre.

William White reprend les théories d'Otis (in *Univers med. Magazine,* mars 1891).

Eugène Vigneron, dans les *Annales des maladies des*

organes génito-urinaires, août 1891, publié deux observations fort intéressantes d'infiltration d'urine à forme
grave chez d'anciens blennorragiques porteurs de rétrécissements larges.

Horteloup, dans les *Annales des maladies des organes
génito-urinaires*, octobre 1891, cite un cas de rétrécissement large avec abcès urineux.

Le Dr Carlier (de Lille) en publie un autre cas dans
l'*Union médicale*, 22 mars 1892.

Paraissent alors quelques travaux théoriques sur la
question ; la communication de Desnos au Congrès de
chirurgie, avril 1893, ayant pour titre *Des urétrotomies
complémentaires* et la thèse de la Calle, *Contribution à
l'étude des rétrécissements larges*, Paris, juillet 1893, où
l'auteur passe presque sous silence les complications infectieuses des rétrécissements larges telles qu'abcès, infiltrations et fistules.

En octobre, paraît dans les *Annales des maladies des
organes génito-urinaires*, la magistrale leçon d'Albarran
à propos de deux malades présentant des abcès urineux
consécutifs à des rétrécissements peu prononcés de
l'urètre, où l'auteur, avant de préciser le terme « rétrécissement large » et de décrire de main de maître leur
évolution, leurs causes, leur siège, les lésions qui les
accompagnent, leurs complications et leur traitement,
s'exprime ainsi : « Il est temps de faire entrer dans
l'enseignement journalier l'étude de cette variété de rétrécissements dont l'importance clinique est considérable et
que nos classiques négligent dans leurs descriptions. »

M. Pousson reprend la question dans le *Bulletin médi-
cal*, du 1er novembre 1893 et en fait un exposé didactique :

c'est la première revue d'ensemble. M. Jurquet présente à Bordeaux son excellente thèse sur les *Rétrécissements de large calibre de l'urètre*, 24 janvier 1894.

M. Pousson revient sur ce sujet au Congrès de chirurgie, 1894.

Tel est le bilan de cette question, jeune encore et sur laquelle de nombreux articles ont été déjà écrits. Mais si les rétrécissements larges ont été fort bien étudiés, dans leur mode de formation, leurs symptômes et leur traitement, il semble que l'on se soit peu préoccupé de leurs complications qui seules sont vraiment utiles en pratique.

CHAPITRE II

Abcès, infiltrations, fistules
Dans les cas de **large calibre** de l'urêtre

A. — **Abcès urineux**.

OBSERVATION I

(Publiée par M. le professeur agrégé Pousson dans les *Annales de la Polyclinique de Bordeaux*, juillet 1890.

Abcès urineux survenus à plusieurs reprises chez un homme non atteint de rétrécissement et guéris toutes les fois par l'application de la sonde à demeure.

M. Z..., quarante ans, est un homme de constitution très vigoureuse. Il y a environ vingt ans, à la suite de plusieurs blennorragies, il a été atteint d'infiltration d'urine et consécutivement de plusieurs fistules urinaires au périnée. Ces fistules se sont fermées à la suite de la mise à demeure d'une sonde pendant plusieurs jours. A ce moment, pas plus qu'aujourd'hui, d'ailleurs, le malade n'avait de rétrécissement de l'urètre, car une sonde n° 18 peut être conduite d'emblée jusque dans la vessie.

Après ce traitement, le malade resta guéri pendant dix ans. Il urinait sans aucune difficulté, ses urines étaient parfaitement normales, lorsqu'il y a deux ans, sans aucune espèce de cause, un abcès urineux survint, qui s'ouvrit spontanément par plusieurs orifices au périnée et au scrotum. Le médecin qui l'avait soigné dix ans auparavant lui mit de nouveau une sonde à demeure et obtint la fermeture des trajets suppurants en quelques jours. Vers le milieu du mois de mars de cette année (1890), M. Z... a vu tout à coup l'abcès réapparaître au périnée et s'ouvrir à l'extérieur, donnant issue par plusieurs orifices à une grande quantité de pus mélangé d'urine.

C'est alors que je suis appelé à voir pour la première fois le malade, à la date du 25 mars. La santé générale est excellente, bien qu'il ait eu quelques accès de fièvre au début de ce nouvel abcès urineux. Le scrotum est considérablement tuméfié et œdémateux. A sa partie inférieure s'ouvre une fistule donnant issue à une grande quantité de pus mal lié, d'odeur urineuse et dont le trajet s'étend profondément vers l'urètre à travers un tissu dur et résistant. Au périnée se voient également deux fistules s'ouvrant sur la ligne médiane et d'où s'échappe une abondante suppuration. L'infiltration purulente s'est propagée en suivant le sillon génito-crural droit jusqu'au niveau de la fesse correspondante, où existent deux orifices à bords bourgeonnants.

Lorsque le malade urine, le contenu de la vessie s'échappe en grande partie par ces divers trajets fistuleux. Les envies d'uriner sont un peu plus fréquentes qu'à l'état normal, il y a un peu de douleur à la fin de la miction, les urines sont mélangées d'un peu de pus provenant des orifices fistuleux dans l'urètre, mais en somme, il n'y a pas de phénomènes de cys-

tite bien accentuée. Malgré les affirmations du malade, qui me
dit ne posséder aucune diminution du calibre de son canal,
je suis tout surpris de pouvoir introduire sans la moindre
difficulté, sans le moindre ressaut, un explorateur à boule
n° 18 dans la vessie; à peine éprouvai-je un petit temps d'ar-
rêt au niveau de la portion membraneuse, assurément dû à
un spasme du sphincter inter-urétral. Comme le malade n'a
pas de fièvre, qu'il a conservé l'intégrité de toutes ses fonctions et qu'il vide complètement sa vessie, sans que l'urine,
s'échappant par les fistules, séjourne dans quelques clapiers,
je crois devoir accéder à son désir d'essayer encore l'usage de
sonde à demeure qui a si bien réussi, avant d'inciser les trajets fistuleux et d'abraser les tissus indurés qui les entourent.
N'ayant pas, à ce moment, de sonde propice à la chose, je
remets au lendemain sa mise à demeure.

26 mars. — Il m'est aujourd'hui absolument impossible
d'introduire dans la vessie une sonde ni aucun autre instru-
ment; tous s'arrêtent à la portion membraneuse, spasmodi-
quement contractée.

27 mars. — Je passe, ce matin sans aucune espèce de difficulté, une sonde olivaire en gomme n° 18 et je la fixe à demeure. Contrairement à ce qui s'est passé antérieurement, le
malade, au lieu d'avoir de violentes contractions de la vessie, tendant à chasser la sonde, et d'être tourmenté par des
besoins incessants d'uriner, la supporte admirablement bien.
J'ai d'ailleurs eu soin de n'engager qu'une très faible longueur
dans le réservoir, de bien m'assurer de son fonctionnement,
de donner de la tisane de bucchu à l'intérieur et de faire
mettre des cataplasmes laudanisés sur le ventre en perma-
nence. De plus, matin et soir, des lavages à l'acide borique
sont pratiqués de façon à entraîner tous les dépôts suscepti-
bles de s'accumuler dans la vessie.

Dès le troisième jour, l'état du scrotum et du périnée s'est déjà considérablement amélioré. Les fistules laissent écouler une bien moindre quantité de pus et il n'y passe plus une seule goutte d'urine. Le scrotum a notablement diminué de volume, le périnée est plus souple et le gonflement de la fesse a presque entièrement disparu. Je change la sonde à demeure et la remplace par une autre en gomme également du n° 18.

Le malade la supporte bien pendant trois jours, mais dans la nuit du quatrième, les yeux s'étant obstrués par des mucosités, la vessie se contracte douloureusement et chasse avec violence l'urine entre la sonde et les parois du canal.

Le lendemain 4 avril, je trouve le malade sans fièvre, malgré l'accident de cette nuit; l'état du scrotum et du périnée n'en a subi aucun contre-coup et le malade peut m'affirmer que l'urine n'a pas pénétré dans les fistules. La sonde fonctionne mal et de nombreuses petites injections de solution boriquée ne parviennent pas à rétablir le cours de l'urine. Je la retire, et afin de laisser reposer le malade, je ne la remplace pas. Le malade passe une excellente journée; il urine à plein canal environ toutes les deux heures, sans qu'une seule goute d'urine passe par les trajets fistuleux, ceux-ci sont presque tous fermés. En effet, les deux orifices de la fesse sont parfaitement oblitérés et la saillie et l'induration des tissus recouvrant le sillon génito-crural ont disparu; il n'existe plus qu'un petit pertuis laissant suinter quelques gouttes de pus séreux; seule la fistule du scrotum est encore assez largement ouverte; mais le gonflement et l'induration des bourses n'existent plus.

5 avril. — Je passe sans la moindre difficulté une sonde conique en gomme, n° 20. Le malade la conserve jusqu'au 9 avril; je la remplace à ce moment par une sonde en caoutchouc de même numéro et je fais lever le malade avec un urinal.

11 avril. — La sonde fonctionne très bien, et le malade,

pouvant marcher sans aucune espèce de difficulté, retourne chez lui. Comme trace de l'abcès urineux et des fistules, il ne reste plus qu'un gros noyau d'induration scrotale.

20 avril. Le malade retire sa sonde. Pendant près de deux mois, il reste absolument guéri, mais au commencement de juin, il revenait me trouver de nouveau atteint des mêmes accidents inflammatoires, moins étendus toutefois, sans fièvre, sans cystite.

Je parvins, non sans un peu de difficulté, à passer une sonde en gomme n° 18, jouant aisément dans le canal, que je remplaçai le lendemain par une sonde en caoutchouc du même numéro.

Le malade, ne pouvant rester à Bordeaux, retourna de suite chez lui. Pendant quelques jours, tout alla bien, mais bientôt le malade fut pris de violents accès de fièvre, que ne parvinrent pas à conjurer les doses élevées de sulfate de quinine qu'il s'administra.

Le 13 juin il me fit appeler. Je le trouvai en proie à la fièvre urineuse. Température 38°4, langue saburrale, épaisse, blanche; constipation ; les urines étaient troubles, les trajets fistuleux se vidaient mal. Je prescrivis de légers purgatifs, de la macération de quinine, du salol à l'intérieur, en même temps des lavages bi-quotidiens de la vessie à l'acide borique, et des injections détersives dans les trajets fistuleux. Je ne m'attendais guère à voir les accidents s'amender sous l'influence de ce simple traitement, cependant, tout s'améliora rapidement. La fièvre retomba, l'état général se releva, les fistules se tarirent et s'oblitérèrent; moins de trois semaines après, le malade venait me trouver, encore une fois guéri. Quelle sera la durée de cette nouvelle guérison ?

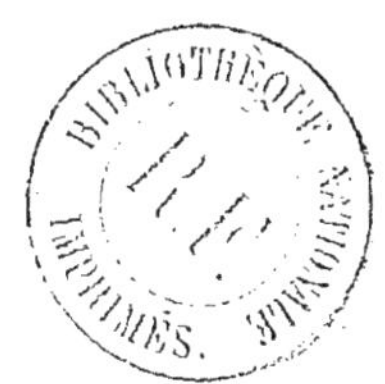

Observation II (inédite).

(Due à l'obligeance de M. le professeur Gangolphe,
chirurgien des hôpitaux.)

Rétrécissement large avec abcès urineux.

André G..., cinquante-huit ans, entre à la salle Saint-Pothin le 7 février 1891, où il occupe le lit n° 28.

C'est un homme qui a joui d'une excellente santé jusqu'à l'âge de cinquante cinq ans. Il nie énergiquement toute blennorragie, tout écoulement par le canal. Il raconte qu'il y a une dizaine d'années il fit une chute sur les ischions, qui na semble pas s'être accompagnée de lésion du canal de l'urètre, car il n'y eut point d'urétrorragie.

Il s'aperçut bien, il y a cinq ans, d'un peu de gêne dans les mictions, d'une plus grande fréquence dans les besoins, d'un peu de trouble dans ses urines, mais comme ces troubles étaient légers et ne le gênaient nullement, il n'y prêta nullement attention.

Il y a trois ans, à la suite de grandes fatigues, il éprouva des douleurs dans la région périnéale, il constata une tumeur, entra à l'Hôtel-Dieu, où on lui incisa un abcès périnéal.

Il va en convalescence à Longchêne, où l'on pratique chez lui un cathétérisme qui provoqua une violente cystite, qui guérit au moyen de lavages vésicaux. Mais le malade conserva de son abcès urineux, une fistule, qui dura sept mois et se ferma au bout de ce temps-là.

Depuis cette époque il alla très bien, lorsqu'il y a huit jours, de nouvelles douleurs périnéales firent leur apparition, accompagnées de gêne dans les mictions et d'une tumeur périnéale.

A son entrée, on constate dans la région périnéale, une

tuméfaction allongée, suivant la direction du canal de l'urètre, tumeur fluctuante et douloureuse à la pression. La peau
est rouge et tendue à ce niveau, les enveloppes du scrotum sont
le signe d'œdème et la rougeur des téguments s'étend jusqu'à
la partie antérieure des bourses. Par le canal, on constate
l'issue d'une petite quantité de pus verdâtre, épais, sans
gonocoques.

L'exploration du canal n'est pas pratiquée à ce moment, vu
la présence de ce pus. Le 19 février, le malade est opéré.
Anesthésie à l'éther. Incision sur la ligne médiane de 6 centimètres, donnant issue dans une cavité contenant de l'urine
et du pus, cavité très étendue, remontant le long du canal en
avant et s'étendant profondément en arrière au-devant du
rectum. Le canal n'est pas incisé.

L'exploration du canal ne révèle en aucun point de rétrécissement. Une sonde n° 21 passe sans difficulté.

On fait de copieux lavages à l'eau boriquée. Pas de sonde à
demeure.

On prescrit des lavages bi-quotidiens au nitrate d'argent
à 1 millième.

Le 21, le malade va très bien, l'urine sort en grande partie
par le canal, en petite partie par la plaie périnéale.

10 mars. — Le malade sort complètement guéri.

OBSERVATION III

(Horteloup, Annales des maladies des organes
génito-urinaires, octobre 1891.)

Rétrécissement large avec abcès urineux.

Homme de quarante-six ans, tonnelier, entré à l'hôpital
le 13 mai 1891. Il a eu quatre blennorragies : la dernière, il

y a cinq ans ; toutes, assez mal traitées, ont duré longtemps.

Vers le milieu de février, C... s'est aperçu que son jet d'urine diminuait ; de plus, que la miction était difficile et douloureuse. L'examen du périnée révèle la présence d'un empâtement douloureux au niveau du bulbe; pas d'écoulement par le canal. Le canal soigneusement exploré, on constate un rétrécissement laissant passer une bougie n° 38. Le soir, il y eut une augmentation de température, 39°6, puis, tout se calma. Je prescrivis de ne plus faire aucun examen de l'urètre.

21 mai. — La tumeur périnéale devint douloureuse, la température augmenta, et en quelques jours nous vîmes se développer un abcès phlegmoneux, qui, le 26 mai, jour de l'opération, présentait le volume d'un œuf de poule : la peau était tendue et la fluctuation évidente.

Observation IV

(Dr V. Carlier, ancien interne des hôpitaux de Paris. — *Union Médicale*, 29 mars 1892).

Rétrécissement large avec abcès urineux.

Le nommé Charles N..., âgé de soixante-cinq ans, sergent de ville, se présente le 5 novembre 1891, à la consultation de l'hôpital Saint-Sauveur, de Lille. Il est immédiatement reçu au n° 18 de la salle Saint-Jean. C'est un homme vigoureux, paraissant moins que son âge, qui accuse deux blennorragies à vingt-trois et à vingt-cinq ans, qui jusque tout récemment s'était toujours très bien porté, et n'avait jamais présenté, à ce qu'il affirme, la moindre difficulté de la miction.

Depuis dix-huit mois, une hypertrophie prostatique au

début lui occasionnait un peu de fréquence nocturne, mais
la miction était restée facile. Au mois d'août 1891, sans autre
cause appréciable qu'un prétendu refroidissement, l'état général de N... s'altère en même temps que survient une gêne
de plus en plus sérieuse de la miction. Le malade constate
alors qu'il porte au périnée une tumeur douloureuse dont le
volume pourrait être comparé à celui d'une grosse noix. La
difficulté de plus en plus grande de la miction décide bientôt
N... à consulter un médecin, qui reconnaît l'existence d'un
abcès urineux et qui conseille l'incision pratiquée le plus tôt
possible. L'abcès est incisé le 25 août, par un de nos confrères
de Lille, qui fit simplement un pansement à plat et conseilla
au malade de n'uriner qu'au moyen de la sonde pour empê-
cher l'ouverture récemment faite de rester fistuleuse. Le
malade suivit ces recommandations ; la fièvre tomba, l'état
général redevint bon, et plusieurs fois, le jour et la nuit,
N... se sonda avec une sonde en caoutchouc rouge n° 17, qui
pénétrait, assure-t-il, avec la plus grande facilité. Mais,
l'usage si fréquemment répété, d'une sonde ordinairement
malpropre, amena, en octobre, une légère cystite et une
orchite double.

Nous voyons le malade pour la première fois, le 6 novembre 1891. L'état général est alors satisfaisant, le thermomètre
marque 37°2 le matin et 37°6 le soir, la langue est belle, et
l'appétit assez bien conservé. Il existe encore un reste d'orchite à gauche, mais du côté droit l'épididyme est encore gros
et douloureux, et il reste un peu d'épanchement dans la
tunique vaginale. L'incision de l'abcès est cicatrisée, sauf en
deux points qui sont l'aboutissant d'une fistule urinaire, ainsi
qu'en témoigne l'issue des urines par le périnée, quand on
recommande au malade d'uriner sans sonde.

L'examen de l'urètre, pratiqué avec l'explorateur à boule
n° 18, nous permet de constater l'existence de deux anneaux,

pas très durs, dont l'un à l'entrée du périnée et l'autre au niveau du bulbe. Le premier rétrécissement laisse passer une boule n° 20. Le ressaut obtenu au niveau de chaque anneau est des plus nets.

La prostate est un peu grosse, surtout dans ses lobes latéraux et les reins ne paraissent pas, augmentés de volume. Les urines sont très claires après repos, le dépôt est presque insignifiant, elles ne contiennent ni sucre, ni albumine.

La dilatation est commencée le 8 novembre et, après quinze jours de traitement, un n° 50 Béniqué-Guyon passait à l'aise.

OBSERVATION V

(Nogués, *De la réparation de l'urètre périnéal*, Thèse de Paris, 1892)

Rétrécissement large avec abcès urineux.

R..., vingt-quatre ans, entré le 11 avril 1891, salle Velpeau, n'accuse dans ses antécédents, ni écoulement, ni traumatisme. Quinze jours avant son entrée, il a été pris de rétention aiguë pour laquelle un médecin a pratiqué assez facilement le cathétérisme et découvert en même temps une tumeur périnéale qui occupe toute la moitié antérieure du périnée. L'incision donne issue à une grande quantité de pus, l'urètre est disséqué sur une étendue de plusieurs centimètres et un prolongement remonte à gauche jusqu'à la racine de la verge, drainage et pansement habituel. Huit jours plus tard, nous explorons le canal avec la boule n° 20 et constatons au retour un ressaut des plus nets. Quelques gouttes d'urine passent par la fistule.

Le 26, suppression du drain et dilatation. Le 2 mai, le malade sort guéri. On passe le Béniqué 50.

OBSERVATION VI

(Albarran, thèse de la Calle, Paris 1893.)

Rétrécissement large avec abcès urineux.

X..., âgé de trente-cinq ans, vient consulter en juin 1891,
pour une induration douloureuse de la face inférieure du
pénis. Il accuse dans ses antécédents plusieurs blennorragies dont la dernière paraît guérie depuis quatre ans. Ces
jours derniers, après quelques douleurs et de la gêne dans la
miction, le malade sent une induration le long de l'urètre
pénien.

A l'examen, on constate vers le milieu de la face inférieure
de la verge, une petite tumeur rouge, dure, faisant corps avec
l'urètre : l'induration a le volume d'une pièce d'1 franc.

J'incise le petit abcès qui guérit en quelques jours, et,
après sa guérison, j'explore l'urètre qui me montre, avec
une urétrite antérieure chronique un rétrécissement laissant
passer un n° 20. Je puis par la dilatation arriver au n° 60,
et par quelques lavages au permanganate suivis d'instillation
de nitrate d'argent au niveau du bulbe, guérir l'urétrite.

OBSERVATION VII

(Albarran, *Annales des maladies des organes
génito-urinaires*, octobre 1893.)

Rétrécissement large avec abcès urineux.

Le malade couché au n° 9 de la salle Velpeau est un homme
de trente-cinq ans, qui affirme ne jamais avoir eu de blennorragie. Vers la fin du mois de juin 1893, il se sentit mal

à l'aise, courbaturé, sans appétit; deux jours après le début de ces accidents, la miction qui, jusque-là, avait été normale, devint tout à coup très pénible, en même temps que les envies d'uriner devenaient plus fréquentes. Bientôt la rétention d'urine fut complète, le malade ressentit une vive douleur dans le périnée et constata, en y portant la main, que cette région devenait dure, tuméfiée, et très chaude. Un médecin appelé sonda sans difficulté le malade et lui conseilla d'entrer à Necker.

Lors de son entrée à l'hôpital, le 8 juillet, le malade présentait un vaste abcès urineux de la région périnéale avec un prolongement dans la fosse ischio-rectale gauche, et une collection à ce niveau. Je fis immédiatement l'incision large et le drainage de l'abcès, et, sous l'influence de cette intervention, la température qui atteignait 39 degrés redevint normale ; les plaies périnéale et fessière étant en bonne voie de cicatrisation, j'ai exploré le canal de ce malade, et je n'ai pu constater qu'un léger anneau siégeant dans la portion périnéale et qui laisse passer la boule n° 22.

OBSERVATION VIII

(Albarran, Annales des maladies des organes
génito-urinaires, octobre 1893.)

Rétrécissement large avec abcès urineux.

Homme, cinquante-deux ans, couché au n° 25 de la salle Velpeau, qui a dans ses antécédents deux blennorragies, dont la dernière contractée à l'âge de dix-huit ans, s'est prolongée jusqu'à l'âge de vingt-six ans. Ce n'est que le 1er mai dernier, vingt-six ans après la cessation de l'écoulement blennorragique, que le malade fut pris de douleurs pendant la

miction. En juin, il entra à Saint-Antoine où il fut sondé,
ce qui provoqua pendant deux jours une fièvre de 41 degrés.
A partir de ce moment, le malade, qui jusque-là avait toujours uriné facilement, ne put uriner sans sonde ; les envies
se renouvelèrent toutes les deux heures et les urines char-
rièrent du pus. Cinq jours après le premier cathétérisme, il se
forma dans le périnée une forte et douloureuse tuméfaction
qui amena le malade à Necker. Le 12 juillet, j'ouvris la
collection purulente du périnée et je pus constater, à l'entrée
du bulbe, un rétrécissement peu serré laissant passer l'explorateur à boule n° 20.

Oservation IX (inédite).

(Due à l'obligeance de M. le professeur agrégé Gangolphe,
chirurgien des hôpitaux.)

Rétrécissement large avec abcès urineux.

Antoine C..., trente-neuf ans, entre le 13 février 1894 à
la salle Saint-Pothin, où il occupe le lit n° 30.

Bonne santé habituelle. Un peu d'alcoolisme. Dans sa jeunesse il a eu une blennorragie qui n'a laissé aucune trace. Il
a en vain cherché la goutte matinale de la blennorragie. Il
n'a jamais présenté aucun trouble des voies urinaires.

Il y a une vingtaine de jours, à la suite d'un refroidissement, le malade est pris brusquement d'un accès fébrile avec
tremblement et sueurs généralisées, accès qui s'est reproduit
de temps à autre sans régularité. La miction continue toujours à s'accomplir normalement.

Il a remarqué seulement que depuis sept jours ses urines
sont un peu troubles, mais il n'éprouve ni difficulté, ni douleur pour uriner.

Un peu plus tard, le malade s'aperçoit d'une petite tumeur périnéale qui, en trois jours, a augmenté sensiblement. En même temps la miction est un peu gênée, il ressent à l'extrémité de la verge une légère douleur et une sensation de brûlure.

C'est pour cette difficulté de la miction et ces phénomènes graves d'infection générale que je suis appelé auprès de lui.

Je le fais entrer dans mon service où je l'opère immédiatement. Anesthésie à l'éther.

Un cathétérisme explorateur permet d'introduire une sonde n° 18 avec la plus grande facilité.

Je pratique l'urétrotomie externe. L'incision de la tumeur périnéale donne issue à du pus à odeur urineuse.

Pas de sonde à demeure. La guérison est rapide.

Nous voyons, d'après ces observations, que d'une manière générale, les abcès urineux dans les rétrécissements larges ne présentent point d'allures spéciales et ont la même origine, la même évolution que les abcès urineux dans les rétrécissements étroits. Cependant nous ferons remarquer quelques particularités intéressantes.

A leur origine on rencontre presque toujours l'inflammation blennorragique. Néanmoins elle semble faire défaut dans une proportion qui, quoique faible, n'en a pas moins une certaine valeur. Nous la trouvons six fois sur nos neuf observations. Elle manque donc trois fois (un cas de Gangolphe, un de Noguès, un d'Albarran), c'est-à dire un tiers des cas. Il est vrai que le nombre de nos observations est trop restreint pour en tirer aucune conclusion. D'ailleurs, peut-être, est-ce fausse honte de la part des malades qui n'ont pas voulu avouer ce léger incident de leur histoire pathologique? Les traumatismes et les ulcérations chancreuses ne sont point en cause, car elles produisent des rétrécissements étroits. Peut-être faut-il faire avec les chirurgiens américains tels que Gross, William White *(Philadelphior Medical Times,* mai 1877), une part étiologique assez importante, à l'onanisme ?

Les abcès urineux se développent généralement chez des sujets qui présentent depuis un temps plus ou moins long des troubles de la miction, des symptômes de rétrécissement. Ces troubles ne font point défaut chez les sujets porteurs de rétrécissements étroits. Les abcès urineux dans les cas de large calibre de l'urètre prennent naissance chez des sujets ne présentant que peu ou pas de troubles des voies urinaires, c'est ce qui en fait l'intérêt et le côté original. Les auteurs qui se sont occupés des larges strictures se sont évertués à chercher des symptômes qui puissent les mettre en évidence, et ils ont décrit des micturitions, des besoins impérieux d'uriner, la déformation de la colonne urinaire et la diminution de son volume, l'égouttement de l'urine post-mictionnel, des douleurs vagues. Nous ne retrouvons rien de cela dans nos observations. Les abcès urineux se sont développés chez des sujets qui ont présenté très peu et souvent pas, avant leur apparition, de troubles urinaires.

Dans la première observation (Pousson), le malade urinait sans difficulté, lorsque sans aucune espèce de cause un abcès urineux survint.

Dans l'observation II (Gangolphe), le malade a eu un peu de gêne dans la miction et une plus grande fréquence dans les besoins, mais ces troubles étaient si légers qu'il n'y prêtait aucune attention.

Dans l'observation III (Horteloup), la miction n'est devenue difficile et douloureuse que trois mois avant l'abcès.

Dans l'observation IV (Carlier), le malade s'est aperçu de la difficulté de la miction en même temps que d'une tumeur périnéale. Auparavant, la miction était facile.

L'observation de Nogués, rapportée à un autre point de vue, ne fait point mention des antécédents urinaires du malade.

Dans l'observation VI (thèse de de la Calle), le malade éprouve des douleurs et de la gêne pour uriner et presque aussitôt il constate une induration le long de son urètre.

Dans l'observation VII (Albarran), le malade s'aperçut que sa miction devenait difficile, ressentit bientôt une vive douleur dans le périnée et y constata une tuméfaction.

Dans l'observation VIII (Albarran), le malade éprouvait un mois et demi avant l'apparition de l'abcès, des douleurs pendant la miction, mais celle-ci était facile, et ce n'est qu'à la suite d'un cathétérisme explorateur qu'il ne put uriner facilement. Cinq jours après se formait une tuméfaction douloureuse au périnée.

Dans l'observation IX (Gangolphe), le malade n'a jamais présenté aucun trouble des voies urinaires et la tumeur périnéale apparaît sans qu'il éprouve des phénomènes bien marqués du côté de la miction.

Si les troubles urinaires précèdent à longue échéance les abcès urineux dans les rétrécissements étroits et prennent au moment de leur apparition une intensité plus grande, ces troubles qu'on ne retrouve point dans l'histoire des malades atteints de rétrécissement large, se montrent quelques jours avant l'abcès urineux, ou sont contemporains de sa formation, mais ne manquent point.

Sur nos observations on les retrouve plus ou moins accusés. Ce sont de la gêne et de la difficulté pour uriner, de la douleur et de la fréquence des mictions, exceptionnellement la diminution du jet d'urine (1 fois sur 9), ce qui se comprend aisément, vu la largeur du canal, enfin parfois un léger trouble des urines et même des urines purulentes.

Rien de particulier dans le développement des abcès urineux. Tantôt ils évoluent sans grand retentissement sur l'état général, c'est l'état local qui domine, tantôt l'état général prime les phénomènes locaux. Ordinairement on voit se développer chez un sujet qui présente un état fébrile assez marqué, et chez lequel apparaissent parfois des accès urineux, et sur le trajet de l'urètre, en des points différents, généralement au périnée, une tumeur médiane plus ou moins douloureuse dont le début a échappé au malade, qui peut rarement préciser la période de formation. Si on l'observe à une période avancée, on y sentira la fluctuation. C'est la marche ordinaire de tous les abcès urineux.

Il nous reste à faire voir dans un court tableau synoptique avec quel calibre de l'urètre ces abcès urineux ont pris naissance.

		Urètre admet		Sonde n^os	18
Observation	de Pousson			—	18
—	de Gangolphe	—	—	—	21
—	d'Horteloup	—	—	—	38
—	de Carlier	—	—	—	18
—	de Nogués	—	—	—	20
—	de de la Calle	—	—	—	20
—	d'Albarran	—	—	—	22
—	d'Albarran	—	—	—	20
—	de Gangolphe	—	—	—	18

B. **Infiltrations d'urine.**

OBSERVATION I.

(M. Eugène Vigneron, *Annales des maladies des organes génito-urinaires*, 1891.)

Rétrécissement large avec infiltration d'urine.

Le nommé C..., âgé de soixante-dix ans, tourneur, se présente le 11 juin 1891 à la consultation de la clinique des voies urinaires, il est immédiatement reçu au n° 21 de la salle Velpeau. C'est un homme encore vigoureux, paraissant moins que son âge, qui prétend n'avoir jamais eu de blennorragie, qui s'est toujours bien porté, et n'avait jamais présenté, à ce qu'il assure, le moindre trouble de la miction. Il est porteur du côté droit, d'une hydrocèle légère qui ne l'a jamais gêné depuis l'âge de quinze ans et ne l'a pas empêché d'être soldat.

Depuis une quinzaine de jours, il a commencé à éprouver de la difficulté pour uriner : la miction sans cause appréciable est devenue de plus en plus pénible, nécessistant des efforts de plus en plus violents, en même temps que le jet devenait de plus en plus faible ; depuis une huitaine il n'urinait plus que goutte à goutte, très fréquemment jour et nuit ; depuis cinq nuits il avait de l'incontinence. Samedi il a vu se former au périnée une petite tuméfaction qui n'a fait qu'augmenter et gagner de proche en proche les bourses, la verge, les régions hypogastrique et inguinale. En même temps son éta^t général se prenait : perte de l'appétit, léger mouvement fébrile ; à son entrée il a 38°6. Le périnée est fortement bombé, légèrement douloureux au toucher, de coloration rouge sombre, un peu rénitent. La verge œdémateuse disparaît presque complètement dans la tumeur formée par les bourses qui atteignent le volume d'une tête de fœtus. L'empâtement douloureux et la rougeur remontent à trois bons travers de doigt au-dessus du pubis et des plis inguinaux, avançant un peu plus à droite qu'à gauche, atteignant l'épine iliaque antérieure et supérieure, commençant à descendre sur le tiers supérieur de la face antérieure des cuisses. Par places sur la verge et les bourses, petites plaques violacées. La vessie remonte presque jusqu'à l'ombilic. Le malade se plaint d'une sensation de pesanteur très pénible dans le bas-ventre, et souffre beaucoup de violents efforts qu'il fait pour uriner goutte à goutte. Il n'a pas été traité.

Une sonde est arrêtée à l'entrée du périnée ; on ne peut passer qu'une bougie filiforme qu'on laisse à demeure et quelques heures après son entrée, le malade est largement incisé. Une première incision partant de la racine des bourses va jusque près de l'anus, ouvrant une cavité considérable remplie d'urine purulente ; la cavité très anfractueuse présente deux diverticules supérieurs qui vont jusque sur les côtés de la racine de la verge ; un gros drain « au plafond » est fixé dans le diverticule gauche, une contre-ouverture du côté droit fait sortir le drain de ce côté. Enfin deux incisions sont faites vers l'union des régions hypogastrique et inguinale, un peu au-dessus et en dehors des épines du pubis. L'incision du côté gauche mène dans un décollement où l'on place un petit drain. Tous ces foyers sont largement lavés à la solution de sublimé, pansement à la gaze iodoformée. Thé et alcool.

Dès le lendemain, la température a tombé ; l'œdème des régions inguinales a fortement diminué ; les bourses n'ont déjà plus que la moitié de leur volume de la veille ; la coloration rouge sombre et violacée pâlit ; l'urine coule entièrement par le périnée, on ne sent plus la vessie et le malade ne souffre pas.

Le pansement et les lavages sont faits tous les jours. Dès le troisième jour, la région abdominale et les cuisses ont leur aspect et leur volume normal, l'œdème de la verge a disparu.

Le 16, les bourses n'ont plus rien. Les plaies granulent très bien.

Le 20, on retire le drain de l'incision hypogastrique.

Le 22, le malade commence à uriner par la verge sans difficulté : une grande partie de l'urine passe encore par le périnée.

Le 26, il urine très facilement, le périnée n'est pas du tout infiltré, la plaie se comble rapidement. Les drains, devenus trop longs de 4 centimètres, sont raccourcis.

Le canal est exploré, on passe sans rien sentir, un explorateur à boule n° 19, jusqu'à l'entrée du périnée où l'on a un ressaut net, mais pas très sec. La dilatation est immédiatement commencée, à la première séance on passe sans difficulté une bougie n° 22.

Le 2 juillet, les drains périnéaux, absolument serrés par les bourgeons charnus qui comblent la poche, sont retirés, il ne s'écoule presque plus d'urine par le périnée. La dilatation est continuée tous les deux jours avec les sondes Béniqué.

Etat général excellent. Les urines sont à peine louches.

La cicatrisation du périnée est complète le 10 juillet, et le malade sort guéri le 13, on lui passe sans difficulté un Béniqué n° 50 et il urine sans le moindre effort.

Observation II

(Eugène Vigneron, *Annales des maladies des organes génito-urinaires*, août 1891.)

Rétrécissement large avec infiltration d'urine.

Le 1er juillet 1891 entrait, au n° 20 de la salle Velpeau,

le nommé B..., âgé de cinquante ans, venant d'un service de médecine où il avait été reçu la veille. Cet individu a eu une blennorragie à l'âge de vingt ans. En 1877, il avait depuis quelques mois une petite sensation dans le périnée au passage du premier jet d'urine, lequel était un peu trouble, quand il se mit à présenter des symptômes de cystite assez accentués pour le forcer à emporter un urinal avec lui quand il voyageait. Sa cystite s'amende, il conserve seulement un peu d'urétrite postérieure ; en 1888, il a une nouvelle poussée de cystite subaiguë.

Depuis six semaines ce malheureux est sans travail, il marche toute la journée, vit de presque rien.

Le 18 juin au soir, subitement, après avoir traîné toute la journée, il ne peut pas uriner ; ce n'est que le lendemain, au prix d'efforts très violents, qu'il réussit à uriner goutte à goutte ; depuis, sa vessie est restée distendue, il urine par regorgement.

Le 21, il remarque une grosseur au périnée, elle va en augmentant, peu à peu l'œdème gagne les bourses, la verge, le bas ventre ; depuis cinq ou six jours ont commencé à apparaître des plaques violacées sur la verge. Ce n'est qu'hier qu'il se décide à venir à l'hôpital.

Actuellement, son état général est grave : T. 39°2 ; pouls petit, langue sèche, inappétence, diarrhée, amaigrissement considérable. Localement, on trouve son périnée fortement bombé, rouge livide, douloureux au toucher. Les bourses, moyennement infiltrées, ont le volume des deux poings, la verge, au contraire, est le siège d'un œdème considérable et présente deux vastes escarres noirâtres, entourées d'une zone blanchâtre, situées l'une sur la face dorsale à la racine de la verge, l'autre à la face inférieure sous le gland. Ces plaques sont molles. L'infiltration a envahi la région hypogastrique jusqu'à quatre travers de doigt au-dessus du pubis, elle gagne les régions inguinales. La peau est rouge, sans plaque de sphacèle, œdème mou encore et non douloureux. La vessie distendue atteint jusqu'à l'ombilic. Dès son entrée dans le service, le malade est désinfecté et incisé ; l'incision de toute la longueur du périnée mène dans une grande cavité anfractueuse, remplie d'urine purulente, chargée de débris de tissu sphacélé, à odeur fétide ; un diverticule postérieur se dirige vers le rectum ; deux autres supérieurs gagnent la branche ischio-pubienne. Deux gros drains « au plafond » sont placés dans ces diverticules, et la cavité est largement lavée. On ne voit pas la plaie urétrale, l'urètre est disséqué par le sphacèle. Les deux plaques sphacélées de la verge sont fendues dans toute leur longueur et épaisseur, pas mal de pus s'échappe. Deux autres incisions sont faites latéralement à la racine de la verge. Enfin, deux incisions hypogastriques laissent suinter une certaine quantité d'urine infiltrée ; au-dessus du pubis, il n'y a pas de décollement. Toutes ces incisions donnent pas mal de sang en nappe ; après lavage, les différentes plaies sont bourrées de gaze iodoformée et recouvertes d'un pansement assez compressif. Le malade est réchauffé ; son pouls est très faible ; injection d'éther. Thé chaud et alcool. Le soir il se sent mieux ; sa vessie est vide ou à peu près.

Au pansement du lendemain matin, au contraire, nous la trouvons remontant à mi-chemin du pubis et de l'ombilic ; une bougie filiforme à pas de vis passe facilement ; un conducteur y est vissé et nous permet de glisser une sonde à bout coupé n° 12. Une certaine quantité d'urine fétide, très purulente, s'écoule (lavage au nitrate d'argent à 1 millième). Les différentes plaies ayant recommencé à saigner en nappe, après la décompression, nous devons à nouveau les bourrer de gaze iodoformée.

La sonde est laissée à demeure, bouchée par un fosset.

Le 3, plus de température. Les plaies ne saignent plus. L'infiltration a complètement disparu de la région hypogastrique et a déjà considérablement diminué partout ailleurs.

Le 4, la sonde à demeure est changée ; on passe très facilement un n° 16.

L'état général reste précaire : diarrhée persistante, pas d'appétit. Par contre, l'œdème a partout disparu : les drains, devenus trop longs, doivent être raccourcis ; les urines sont beaucoup moins purulentes (on continue trois fois par jour les lavages au nitrate d'argent).

Le 6, élimination des escarres.

Le 9, les plaies sont en plein bourgeonnement. Un peu de délire iodoformique : la gaze salolée remplace dès lors la gaze iodoformée.

L'urine ne coule pas du tout par le périnée.

Le 11, la sonde à demeure est retirée : miction très facile. On continue cependant à le sonder deux fois par jour pour faire des lavages. On constate, avec l'explorateur à boule n° 18, l'existence de deux anneaux pas très durs à l'entrée du périnée

Le 22 juillet, l'état général est un peu meilleur. Les plaies hypogastrique et périnéale bourgeonnent très bien ; sur la verge, l'escarre de la racine reste seule non cicatrisée.

La dilatation, seulement commencée, semble devoir marcher rapidement.

OBSERVATION III

(Communiquée par M. le Dr Villard, chef de clinique
chirurgicale de M. le professeur Poncet.)

Rétrécissement large avec infiltration d'urine.

M..., quarante-deux ans, entre à l'Hôtel-Dieu, salle Saint-

Martin, au mois d'octobre 1895, pour des accidents graves d'infiltration urineuse.

Cet homme ne présente dans ses antécédents qu'une variole dans sa jeunesse, dont il porte les cicatrices. A l'âge de vingt ans, il contracta une blennorragie d'intensité très moyenne. En effet, après une période aiguë de quinze jours, les douleurs et l'écoulement diminuèrent beaucoup, et quelque temps après, il pouvait se considérer comme guéri; l'urètre ne présentant plus, disait-il, aucun suintement anormal. Il s'était toujours bien porté depuis cette époque, et c'est seulement il y a un an qu'il remarqua (vingt-deux ans après le début de sa blennorragie), une légère diminution du jet de l'urine, mais ce symptôme était peu accentué et ce n'est que par un interrogatoire minutieux que nous avons pu le déceler chez lui. En même temps les mictions devenaient de plus en plus fréquentes dans la journée et le malade était obligé de se lever une ou deux fois la nuit, ce qu'il ne faisait pas auparavant. Il remarqua en même temps qu'une fois la miction terminée, il voyait souvent persister dans le canal quelques gouttes d'urine dont l'émission était tardive, et tachait son linge. D'autre part, il est absolument affirmatif sur la non-existence d'aucun écoulement blennorréique. Il y a un mois, sans cause appréciable, il vit survenir au niveau du périnée une petite tuméfaction s'accompagnant de douleurs qui allèrent progressivement en augmentant.

Depuis quinze jours sont survenus des accidents fébriles revêtant le caractère des accès urineux francs avec frissons. Ces accès se reproduisaient jusqu'à deux fois par jour. La gêne des mictions était très marquée, le jet d'urine émis devenait de plus en plus petit et nécessitait des efforts très marqués. Enfin, depuis quatre jours sont survenus des accidents vrais d'infiltration urineuse pour lesquels le malade entre à l'Hôtel-Dieu.

A son entrée. — On se trouve en présence d'un homme présentant un état général très mauvais ; facies pâle, teinte subictérique des infectés, langue saburrale, un peu de subdélirium. Température rectale 40°2. Du côté du périnée grosse tuméfaction occupant toute la région périnéale, s'étendant jusqu'à l'anus en arrière et se prolongeant en avant sur les bourses qui sont considérablement distendues et œdématiées, et sur la verge présentant elle aussi un gonflement considérable du prépuce et du fourreau.

L'œdème s'étend enfin sur la paroi abdominale, sous-ombilicale et latéralement sur les racines des cuisses. Au niveau du périnée la peau présente une teinte rouge brunâtre indiquant une tendance à la gangrène. L'intervention immédiate est pratiquée après anesthésie à l'éther.

Incision périnéale médiane verticale qui permet d'ouvrir une collection purulente profondément située dans la région bulbeuse contenant un liquide séro-purulent, d'odeur urineuse et infecte. Deux débridements latéraux sont faits de chaque côté des bourses se prolongeant en haut jusque dans la région inguinale. Deux gros drains y sont placés, ressortant en bas par l'incision périnéale. L'exploration de l'urètre faite immédiatement permet de reconnaître deux rétrécissements, mais rétrécissements très larges et qu'il est nécessaire d'explorer avec de grosses bougies pour les déceler.

La sensation de ressaut n'est fournie qu'avec un explorateur à boule n° 20. Elle fait voir un premier rétrécissement périnéo-scrotal, et un deuxième siégeant dans la région bulbeuse. L'intégrité apparente du canal nous fait hésiter à faire séance tenante une urétrotomie externe et pensant avoir affaire là, plutôt à un abcès urineux avec diffusion dans le tissu cellulaire du périnée et du scrotum, nous nous bornons aux incisions précédentes, quitte à pratiquer secondairement une urétrotomie si des troubles urinaires persistaient,

Le lendemain le malade a pu uriner seul en grande abondance, la température est tombée à 38°5, l'infiltration des bourses a très notablement diminué, l'état général paraît un peu moins grave. Dans les jours suivants la tuméfaction périnéale disparaît progressivement, l'état fébrile a cessé, les mictions se font normalement sans aucune gène, l'état géné- ral s'est considérablement relevé, la langue s'est dépouillée, l'appétit revient peu à peu. Au bout de trois semaines la cicatrisation est complète ; il n'y a pas eu de fistule urineuse périnéale et étant donné le bon fonctionnement de l'urètre, le malade semble ne pas avoir à regretter l'urétrotomie, qu'on avait eu un moment la pensée de lui pratiquer. Il refuse toute tentative de dilatation de son urètre, se trouvant très bien, comme il est et il sort au bout d'un mois dans un état des plus satisfaisants.

Observation IV (personnelle).
(Recueillie dans le service de M. Gangolphe.)
Rétrécissement large avec infiltration d'urine.

J. C..., cinquante-quatre ans, journalier, entre à l'Hôtel-Dieu le 30 décembre 1895. Il est envoyé dans un service de médecine avec le diagnostic de fièvre typhoïde. Les symptômes généraux et la température 39°9 paraissent en rapport avec ce diagnostic. Toutefois l'absence de diarrhée, la sensibilité douloureuse de la région hypogastrique attirent particulièrement l'attention et l'on prie M. Gangolphe de l'examiner.

L'interrogatoire approfondi est impossible vu l'état de prostration dans lequel se trouve le malade.

A l'examen, l'exploration de la région du ventre dénote à la région hypogastrique une induration avec rougeur légère de la peau et œdème portant sur une étendue de trois travers de doigt au-dessus du pubis, sur le pubis lui-même et la racine de la verge. La pression à ce niveau ne révèle ni fluctuation, ni douleur très vive. Tout le reste de la paroi abdominale est intact. Pas de ballonnement. Le malade déclare n'avoir jamais eu ni vomissements, ni diarrhée, ni coliques

Interrogé au point de vue de miction, il déclare n'éprouver aucune gêne. Le scrotum paraissant un peu œdémateux à droite, M. Gangolphe le soulève et explore le périnée. Bien qu'il n'y ait pas de douleur et pas de tuméfaction bien évidente, il semble cependant que la portion périnéale de la verge soit le siège d'un léger soulèvement, où existe une fluctuation assez nette. Les téguments à ce niveau ne sont nullement modifiés d'aspect. Se basant sur ces signes ajoutés à l'induration douloureuse de la région prépubienne, M. Gangolphe pense qu'il s'agit d'un abcès urineux accompagné d'un commencement d'infiltration et décide l'intervention immédiate. Ce diagnostic, qui au premier abord paraissait hasardeux, se trouve démontré vrai par l'opération.

On fait l'anesthésie du malade par l'éther.

Un cathétérisme explorateur permet l'introduction d'une bougie Charrière, n° 21.

A l'incision périnéale, s'écoule un flot purulent, d'un pus jaunâtre et fétide. On ajoute à cette incision, les trois incisions habituelles, une sur la ligne médiane, dans la région hypogastrique, empiétant un peu sur la racine de la verge, d'une longueur d'environ 10 centimètres, et les deux autres latérales et obliques, d'égale longueur, parallèles au cordon.

Des drains sont placés de chaque côté dans ces deux dernières incisions et viennent sortir par l'incision périnéale.

On fait un abondant et copieux lavage à l'eau boriquée, on applique un pansement ordinaire. On ne met pas de sonde à demeure.

Le lendemain, la température est tombée. Le malade, dont l'état général est bien meilleur, peut répondre aux questions.

Le malade a eu une blennorragie à dix-sept ans. Le 17 décembre il ne se sent pas bien, il éprouve de vagues malaises, rien de localisé. Les jours suivants, il ressent des frissons qui apparaissent irrégulièrement dans la journée et sont suivis d'une chaleur brûlante, mais pas de sueurs. Ces accès se renouvellent jusqu'à deux fois par jour. La soif est vive, l'appétit est nul. Le malade ne prend que des liquides pour calmer sa soif et rendre un peu d'humidité à sa bouche, qui était, disait-il, sèche et amère. La céphalalgie est peu intense, l'insomnie peu marquée. Il se met au lit, se sentant très faible et très abattu. Cependant les mictions ne sont ni plus abondantes ni plus fréquentes qu'auparavant, il urine sans difficulté et sans douleur. Il remarque seulement que ses urines sentent plus mauvais que d'habitude. Les selles sont régulières, ni constipation, ni diarrhée. Un médecin appelé lui parle de refroidissement. Cet état dure jusqu'au 25 décembre, où il constate, dans la région hypogastrique, les phénomènes locaux que nous avons décrits. Un second médecin appelé lui conseille d'entrer à l'hôpital, et c'est dans cet état qu'il est reçu, comme nous l'avons dit, d'abord dans un service de médecine, puis présenté à M. Gangolphe.

Les suites de l'opération sont bonnes. Au cours de l'opération, M. Gangolphe ne s'est pas préoccupé d'inciser le canal, prévoyant que la paroi urétrale, sans doute sphacélée, permettrait encore pendant quelques jours la miction par la verge, mais qu'à la chute de l'escarre, l'urine s'écoulerait par le périnée. L'événement lui donna raison. Quatre jours après l'opération, l'urine sortait par la verge et par la plaie périnéale. La température est normale, le malade prend de l'appétit. Cependant on s'aperçoit qu'il a de la polyurie ; l'examen de ses urines montre un léger disque d'albumine. Il s'est fait un peu de néphrite ascendante. L'urine ne sort plus que par la verge, la plaie périnéale est en voie de cicatrisation.

On tente le calibrage de l'urètre, mais le cathétérisme est

impossible à cause du spasme du canal. A la suite le malade a,
un accès de fièvre, la température s'élève à 39°5. Cet accès
tombe dans la journée du lendemain, et ne se reproduit plus.

Au commencement du mois de février, le malade sort en
bon état, sans qu'on ait tenté à nouveau le calibrage de son
canal urétral.

Des trois premières observations nous n'avons rien à
dire. Nous ne ferions que répéter ce que nous avons dit à
propos des abcès urineux. Nous retrouverions à l'origine
l'infection blennorragique (3 fois sur 4 cas) ; nous cons-
taterions cette longue période silencieuse, exempte de
troubles urinaires, qui s'étend de la blennorragie initiale
au début de l'infiltration ; nous rencontrerions les troubles
urinaires prémonitoires à cette infection ou concomitants
avec son apparition ; enfin nous verrions l'infiltration, dans
ces cas de rétrécissement large, se traduire par les mêmes
symptômes que l'infiltration dans les rétrécissements
étroits. Mais nous voulons nous arrêter un instant sur
notre observation, car il est un fait qui mérite d'être mis
en évidence, c'est parfois la difficulté du diagnostic.

Ici les phénomènes graves d'infection générale domi-
nent la scène, au point de résumer en eux toute la maladie et de concentrer en eux toute l'attention. Le malade
est en proie à des accès répétés de fièvre, la température
est très élevée, le pouls petit, la langue sèche, l'appétit
nul ; il est dans un état de prostration intense. D'autre
part, comme dans notre cas son appareil urinaire fonctionne bien, ses mictions ne sont ni douloureuses ni plus
fréquentes, il n'éprouve aucune difficulté pour uriner, et
certes c'est bien cette fièvre, cet abattement qui le préoc-
cupent, tout va très bien du côté de ses voies urinaires. Si

à cette absence de phénomènes locaux et à ces symptômes
généraux, se joint la diarrhée comme dans le cas de
Vigneron, on conviendra qu'à un examen rapide et souvent même détaillé, si l'on n'a point présent à l'esprit ces
cas, pour ainsi dire anormaux, d'infiltration d'urine, on
pense, comme dans notre cas, à l'invasion d'une fièvre
typhoïde et s'il manque quelques signes, qui éveillent les
doutes sur la nature de cette fièvre typhoïde, on est parfois fort embarrassé pour trouver une explication. Aussi
lorsqu'on trouvera une induration avec rougeur légère et
œdème de la peau dans la région hypogastrique, même en
l'absence absolue de troubles urinaires et après avoir
écarté l'idée d'un phlegmon prévésical, faut-il examiner les
bourses et explorer soigneusement le périnée : on y trouvera souvent l'explication de ces phénomènes bizarres et
la cause de ce grave état morbide.

Voici quels numéros de sonde admettait le canal de l'urètre, dans ces cas de rétrécissement large avec infiltration.

1er cas de Vigneron	Urètre admet		Sonde nos	19
2e cas de Vigneron	—	—	—	18
Cas de Villard	—	—	—	20
Personnel	—	—	—	21

Au moment où notre thèse était terminée, M. Gangolphe nous signale un cas où une infiltration partielle
d'urine, s'étendant au périnée, en avant et sur les côtés de
l'anus, sur les faces supérieures et internes des cuisses,
avait été prise pour un érysipèle phlegmoneux. Le malade
traité d'abord pour cette dernière affection dans un service
de médecine, est entré à la salle Saint-Martin de son service de chirurgie, pour une fistule urinaire, consécutive à
cette infiltration, par où s'écoule du pus et de l'urine au

moment des mictions. Jamais le malade, ancien blennorragique, n'a présenté le moindre trouble urinaire.

C. **Fistules urinaires**

OBSERVATION I

(Communiquée par M. le professeur agrégé Gangolphe,
chirurgien des hôpitaux).

Rétrécissement large avec fistules urinaires.

Sujet quarante-cinq ans, couché au n° 10 de la salle
Saint Pothin, est entré à l'hôpital le 10 novembre 1890 pour
des fistules périnéales multiples, qui paraissent liées à un
rétrécissement blennorragique. Le malade avoue, en effet,
avoir eu une blennorragie, il y a quinze ans. Dernièrement il
a vu se former des abcès qui, à leur ouverture, ont donné naissance à du pus et à de l'urine. Ces fistules s'ouvrent du côté
du scrotum et du périnée, ces lésions présentent l'aspect
décrit sous le nom de terrier à lapins.

D'ailleurs c'est un sujet vigoureux, sans antécédents tuber-
culeux, et d'une bonne santé habituelle. L'exploration du
canal de l'urètre faite par l'interne, M. Villard, avec une bougie en gomme très fine, avait révélé une atrésie très marquée.
On fait l'anesthésie à l'éther.

L'exploration faite à ce moment permet d'introduire d'emblée une grosse sonde en gomme n° 17, puis comme l'introduction semble être d'une grande facilité, je passe un Béniqué
n° 40, à mon très grand étonnement. Car si l'on pouvait expliquer par le spasme urétral la difficulté qu'avait rencontrée
M. Villard dans le cathétérisme, j'étais fort surpris de trouver
des fistules urinaires aussi nombreuses et aussi persistantes,

alors que le canal de l'urètre ne présentait aucune atrésie.
L'intervention consista néanmoins dans l'incision large de
tous les trajets fistuleux compliqués, y compris le canal qui
me parut altéré, rougeâtre, mais sans virole fibreuse.

Je mets une sonde à demeure pendant une dizaine de jours.
Je fais faire des lavages journaliers au nitrate d'argent à
1 millième. Calibrage quotidien au Béniqué. Guérison durable.

OBSERVATION II (résumé).

(Nogués, thèse de Paris, 1892.)

Rétrécissement large avec fistule périnéale.

Alfred M..., trente-quatre ans, entré le 17 juillet 1891, salle
Velpeau, a eu deux blennorragies. Le début du rétrécissement
remonte à treize ans, et depuis cette époque il a eu trois ou
quatre abcès urineux. Le dernier a laissé à gauche du raphé
et en arrière des bourses une fistule qui s'ouvre et se ferme
alternativement. Le canal est large, l'explorateur 18 accuse
au retour deux ressauts ; dilatation tous les deux jours jusqu'au Béniqué 36, mais la fistule ne tend pas à se fermer.

31 juillet. — Bougie n° 20 dans l'urètre — avivement de
la fistule — suture à étages du périnée faite par M. Guyon —
sonde à demeure n° 18. — Au cours de l'opération, l'urètre a
paru absolument sain. Guérison.

OBSERVATION III

(Résumé d'une observation recueillie par le Dr Jurquet, à la
clinique des voies urinaires de M. le professeur agrégé
Pousson.)

Rétrécissement large avec fistules urinaires.

X.., cinquante-six ans, marchand-ambulant, présente un

très bon état général ; pas de fièvre, pas de douleurs en urinant,
pas de fréquence des mictions, urines limpides. A l'entrée du
malade, le périnée est troué de nombreuses fistules urinaires,
les bourses sont infiltrées et traversées aussi de nombreux
trajets fistuleux ; ces fistules laissent écouler, par la pression
du pus assez bien lié et de l'urine au moment des mictions.
Le canal laisse passer jusque dans la vessie un explorateur
à boule n° 17 qui sursaute dans la traversée périnéo-bul-
baire.

Le malade guérit par la simple mise à demeure d'une
sonde pendant quelques semaines, sans urétrotomie. Depuis,
il est resté guéri.

OBSERVATION IV.

(Recueillie par M. le Dr Jurquet, dans le service de M. le
Dr de Chappelle à l'hôpital Saint-Jean.)

Rétrécissement large avec fistules urinaires.

Homme de trente-cinq ans, exerçant la profession de
peintre. N'a eu qu'une seule blennorragie, survenue il y a
deux ans et jamais bien guérie en dépit de tous les traitements,
injections, opiat, etc.

Il y a environ deux mois, le malade, qui urinait très bien
malgré la persistance de l'écoulement passé à l'état chronique, éprouva, sans motif apparent, une certaine difficulté à
pisser, en même temps qu'il était tourmenté par une sensation
de pesanteur dans la région pénio-scrotale. Deux ou trois
jours après le début de ces phénomènes douloureux il s'aperçut
que ses bourses se tuméfiaient, devenaient rouges, chaudes et
que la région enflammée était extrêmement douloureuse.
Enfin dans l'espace de huit jours son scrotum prit des propor-
tions énormes, malgré l'application d'onguent napolitain et de
cataplasmes émollients, et il se forma deux fistules, l'une au
niveau de la partie inférieure du scrotum du côté droit, l'autre,

à peu près au même niveau, mais du côté gauche. Ces fistules donnaient issue à une assez grande quantité de pus, et lorsque le malade voulut uriner, ils s'aperçut que l'urine, mêlée de pus, sortait également par les fistules. Le malade essaya de se soigner chez lui pendant un mois, mais sans succès, et il se fit admettre à l'hôpital Saint-Jean, où nous l'examinons le 5 janvier 1894. Les fistules ne sont pas taries et donnent encore issue à du pus, non mélangé d'urine, car le malade ne pisse plus qu'avec une sonde. En notre présence, M. le Dr de Chappelle lui passe une bougie n° 20 qui arrive facilement jusque dans la vessie, non cependant sans avoir réveillé une douleur assez vive à l'entrée du bulbe.

Les fistules urinaires dans les rétrécissements larges, comme dans les rétrécissements étroits, sont consécutives à des abcès urineux qui se sont ouverts généralement spontanément par un ou plusieurs orifices par où s'écoule pendant un temps plus ou moins long du pus et de l'urine au moment des mictions. Ce que nous avons dit d'une manière générale des abcès se retrouve donc ici. Il est à remarquer que ces fistules sont presque toujours multiples. Dans le cas de Gangolphe, le périnée présentait l'aspect décrit sous le nom de terrier à lapins. Dans les deux cas de Jurquet, les trajets fistuleux étaient nombreux.

Le canal de l'urètre admettait :

Dans le cas de Gangolphe	un Béniqué	n°s 40
Dans le cas de Noguès	une sonde	18
Dans le 1er cas de Jurquet	—	17
Dans le 2e cas de Jurquet	—	20

CHAPITRE III

Pathogénie. — Lésions infectieuses.

Abcès urineux, infiltrations d'urine ne diffèrent que par une quantité de plus ou de moins. Il s'agit toujours de l'issue de l'urine infectée, hors du canal, dans le tissu cellulaire péri-urétral. On a dit que l'abcès urineux était « une instillation à quantités fractionnées » et que l'infiltration était « une injection massive et subite ». Les fistules urinaires succèdent à l'ouverture d'abcès urineux, ouverture d'où s'écoule pendant un temps plus ou moins long du pus et de l'urine. Leur pathogénie est donc la même, les lésions infectieuses qui leur donnent naissance sont donc identiques.

Longtemps on a fait, pour expliquer leur formation, jouer une part prépondérante aux lésions de l'urètre décrites par Voillemier. L'urètre est rétréci, la contraction vésicale pousse le flot urinaire qui vient buter contre l'obstacle et distend le canal excentriquement: c'est le mécanisme de la formation de la poche urinaire, où stagnera l'urine, se décomposera, deviendra toxique par l'apport de germes pathogènes. Vienne un cathétérisme qui éraille la muqueuse déjà altérée et l'urine s'infiltrera au dehors. « Vienne aussi une rétention aiguë succédant brusquement à la dysurie habituelle, le malade souffre, la vessie force et, sous l'effort de l'ondée sanguine, le canal éclate, le patient pisse dans le tissu cellulaire de son périnée. » (Forgue.)

Ce mécanisme peut bien, à la rigueur, rendre compte de la formation de l'abcès urineux et de l'infiltration d'urine dans les rétrécissements étroits, mais il ne peut l'expliquer dans les rétrécissements larges. Ici l'obstacle est insignifiant ; pour le vaincre, la vessie n'a pas grande force à déployer. Le canal offre un large passage à l'urine; celle-ci n'en distend pas les parois et ne stagne pas. Cette théorie mécanique, constatée nettement dans certains cas de rétrécissements étroits, n'en explique peut-être même pas tous les cas dont quelques-uns doivent dépendre du même processus pathogénique qui préside à la formation des abcès et infiltrations d'urine dans les rétrécissements larges. En tout cas, elle ne peut s'appliquer à ces derniers.

On comprendrait mieux la production d'abcès et d'infiltrations avec les lésions ulcératives décrites par Hunter ; mais cette théorie vraie pour certains de ces accidents dans les rétrécissements étroits ne peut pas davantage donner la clef de leur genèse dans les rétrécissements larges. Cependant il y a, dans la théorie d'Hunter, quelque chose à retenir : « L'ulcération, dit Hunter, commence ordinairement dans un point très rapproché du rétrécissement. Aussi doit-on supposer qu'indépendamment de

la distension de l'urètre par l'urine, il existe quelque autre
cause qui fait que l'ulcération s'établit dans un point
déterminé. Cette cause est probablement le voisinage du
rétrécissement, et l'on peut l'appeler une sympathie de
contiguïté. Souvent, le rétrécissement est compris dans
l'ulcération. Alors l'obstacle est détruit, la maladie se
guérit et le travail d'ulcération s'arrête. Cette ulcération
s'établit toujours sur la partie qui est la plus rapprochée
de la surface externe, comme cela a lieu ordinairement dans
les abcès. L'ulcération n'étant point l'effet d'une inflammation antécédente, ne s'accompagne que de très peu d'inflammation adhésive. Aussi, dès que la membrane interne
et la substance de l'urètre ont-été enlevées par l'absorption,
l'urine s'écoule rapidement dans le tissu cellulaire lâche
voisin sans rencontrer de barrière.

Il n'est pas douteux qu'en arrière d'un rétrécissement étroit, la muqueuse soit molle, tomenteuse, ulcé-
rée même, comme le pensait Hunter, que cette ulcération puisse creuser en profondeur et ouvrir le canal,
et qu'il se forme un abcès ou une infiltration, selon
que la mortification a été lente ou rapide. Mais dans
les rétrécissements de large calibre, il y a peu ou
pas de dilatation en arrière do la stricture qui joue un
faible rôle dans la pathogénie des lésions que nous étu-
dions. Le canal de l'urètre présente des lésions du début
de l'inflammation blennorragique, cause commune des
rétrécissements étroits et larges, lésions qui consistent
d'après de récents travaux, en des modifications épithéliales, un degré plus ou moins avancé de lésions scléreuses
sous-muqueuses, mais à cette période, il n'y a pas d'ulcération. Or, comme il est probable que là s'arrêtent les

lésions dans les rétrécissements larges, qu'elles n'arrivent jamais à un degré avancé, à une sclérose bien marquée, contemporaine d'ulcérations, le mécanisme de Hunter, vrai peut-être parfois dans quelques cas de rétrécissements étroits, ne peut, d'une manière générale, expliquer la formation des abcès et des infiltrations d'urine dans les rétrécissements larges. Cependant, il faut retenir ce fait, qui a une assez grande importance et indiqué par Hunter le premier, dans les rétrécissements étroits, c'est que le rétrécissement lui-même peut être compris dans l'ulcération et détruit par elle. Nous allons voir que Hunter avait entrevu un fait réel et d'une grande valeur pathogénique.

Avec M. Gangolphe, nous pensons que, tout à fait au début, il y a probablement, comme l'ont montré les recherches récentes, des modifications épithéliales, un peu d'épaississement des parois, peut-être même un très léger rétrécissement du canal de l'urètre, mais que, sous l'influence de micro-organismes, trouvant là un terrain propice à leur développement, il se fait, dans de nombreux cas, un sphacèle total du canal qui emportera à la fois la région atrésiée et son voisinage, ou seulement ce dernier. Et c'est ainsi que s'expliqueraient ces abcès urineux et ces infiltrations d'urine que l'on est tout étonné de rencontrer chez des sujets qui n'ont point eu de troubles urinaires et qui présentent un calibre presque normal de l'urètre. Et cette explication n'est pas seulement une vue de l'esprit.

Elle est donnée dans les rétrécissements étroits par des observateurs de grand talent. Hunter, sans faire intervenir l'infection, avait admis ce mécanisme Thompson dans son traité des maladies des voies urinaires, admet que le processus ulcératif peut amener la destruction du rétrécissement. Deux cas typiques de ce processus se trouvent dans le musée *Royal College of surgeons*, n°ˢ 2542 et 2543. Brodie a vu des cas semblables « ou je me trompe fort, ou une ulcération peut quelquefois détruire au moins en partie un rétrécissement ». Et il cite le cas d'un gentil-homme qui présentait depuis longtemps des troubles urinaires et qui guérit par ce mécanisme. Voici une observation communiquée par M. Gangolphe, qui prouve qu'on peut observer le sphacèle du rétrécissement et de son voisinage dans les rétrécissements serrés.

B..., cinquante-quatre ans, alcoolique, ancien blennorragique, présentait depuis longtemps des troubles de la miction, dysurie, fréquence du besoin d'uriner, diminution du jet de l'urine. Depuis deux ou trois jours il est en proie à des accès urineux ; la température est de 39°5. Le Dʳ Chambard, qui le soignait, avait vainement essayé de le cathétériser. Je suis appelé auprès du malade pour lui passer une sonde de très petit calibre n⁺ 8, à travers laquelle sort l'urine goutte à goutte. Le lendemain, je constate un léger œdème, très peu sensible du scrotum et de la verge, sans tuméfaction périnéale. Je décide l'intervention immédiate. Le malade est opéré aussitôt à la maison de santé de la rue du Plat. Je fais l'incision périnéale et je trouve, après avoir traversé des tissus légèrement infiltrés, le canal de l'urètre sphacélé sur une étendue de 8 à 9 centimètres. Le canal est incisé et nulle part on ne trouve trace de tissu fibreux cicatriciel ni de rétrécissement.

Je fais une contre-ouverture médiane dans la région hypogastrique et une seconde unilatérale gauche dans la région

inguinale. J'établis un bon drainage. Les suites de l'opération
sont bonnes, la température tombe. Quelque temps après, la
cicatrisation étant en bonne voie, on fait le calibrage de
l'urètre. Le malade sort guéri. Depuis cette époque juin 1893,
je revois souvent le malade qui se trouve en fort bon état; il
est resté guéri.

Si donc ce processus existe très nettement dans les
rétrécissements étroits et peut expliquer un grand nombre
de leurs complications, pourquoi n'en serait-il pas de
même dans les rétrécissements de large calibre où ce
mécanisme est seul possible et peut seul fournir une
explication satisfaisante de la formation des abcès et des
infiltrations d'urine avec des lésions minimes du canal de
l'urètre. Dans notre cas M. Gangolphe avait prédit le
sphacèle qui eut lieu quatre jours après. L'ulcération se
fait par un autre mécanisme, voilà toute la différence. Ici,
comme nous l'avons dit, il n'y a point de poche urinaire
où l'urine stagne et ulcère la muqueuse par son contact
répété et irritant, point de rétrécissement capable de former ce que Hunter appelle « une ulcération par sympathie »; il n'y a que les lésions de l'inflammation blennorragique au début, cause originelle des rétrécissements
larges. Elles suffisent néanmoins pour favoriser le développement de la bactérie de l'infection urinaire qui provo-
quera la mortification de la partie atteinte.

Non que ce processus soit général et explique tous les
cas d'abcès et d'infiltrations. Il en est certains, où les
micro-organismes qui sont la cause de leur formation,
n'ont pas produit de sphacèle et se sont infiltrés à travers
la paroi jusque dans le tissu cellulaire péri-urétral. Ce

mécanisme répond aux cas où l'on a trouvé les microbes ordinaires de la suppuration.

L'urètre sain résiste à l'infection microbienne. Mais si comme dans les rétrécissements larges, l'urètre subit des modifications dans sa structure, si légères soient-elles, il perd son état primitif d'immunité et se laisse facilement envahir par les micro-organismes. Or, en l'absence de vérification anatomique, il est probable que les lésions qui existent dans les cas de large calibre de l'urètre sont celles de leur cause : l'urétrite, mais lésions de début n'ayant pas amené encore une stricture bien marquée ou arrêtées dans leur évolution.

D'après Brissaud, Hallé et Baraban qui ont examiné des urètres à une période voisine de la cessation de l'écoulement, les lésions initiales siègent dans la muqueuse; l'épithélium de cylindrique devient pavimenteux. On trouve en outre, à cette période, des traces d'induration disposée en nodules arrondis dans les couches superficielles du chorion avec absence complète de tissu cicatriciel ; des papilles et même des végétations intra-urétrales ; une diminution d'élasticité des parois. Ces modifications amènent un état de réceptivité de l'urètre et ouvrent une porte à l'infection.

Quels sont donc les micro-organismes qui cultivent dans un urètre pathologique et produisent les abcès urineux et les infiltrations d'urine dans les rétrécissements larges ?

Petit et Wassermann ont trouvé à l'état normal dans le canal de l'urètre des microcoques, hôtes habituels de cette région. Pour eux ce sont de simples saprophytes inoffensifs qui ne sont point pathogènes. Pour Reymond, ces micro-

coques seraient parfois pyogènes par suite de modifications dans le milieu où ils vivent. Que ces micro-organismes aient pris une virulence nouvelle par suite de l'alté-
ration anatomique de leur habitat ordinaire ou qu'ils aient
pénétré accidentellement dans l'urètre par une voie que
nous étudierons plus loin, toujours est-il qu'ils expliquent
certains cas, peu nombreux il est vrai, d'abcès et d'infiltrations aussi bien dans les rétrécissements étroits que
dans les rétrécissements larges. Ce sont les microcoques
ordinaires de la suppuration : *staphylococcus pyogenes
aureus*, *albus*, *citreus*, le streptocoque pyogène retrouvé
dans les urines pathologiques par divers auteurs (Albarran,
Doyen, Rowsing, Morelle) et dans le pus de certains
abcès urineux, comme dans le cas d'Horteloup, où M. le
Dr Bordas, trouva de nombreux cocci, soit en courtes chaî-
nettes, soit en diplocoques libres *(staphylococcus pyogenes
aureus)*. Mais, comme le dit Guyon, leur rôle est contin-
gent et accessoire. Là, où ils acquièrent une grande
importance, c'est par leur association à la bactérie
pyogène dont le rôle est prépondérant dans la pathogénie
des abcès et des infiltrations d'urine dans les rétrécissements larges.

Signalée par Bouchard, 1879, étudiée par Clado sous le
nom de bactérie septique de la vessie, 1887, par Hallé,
1887, Albarran et Hallé, 1888, Albarran, 1889, sous le
nom de bactérie pyogène, elle est, d'après les recherches
récentes de Achard et Renault, de Krogius, de Morelle,
de Reblaud, et comme en ont convenu les premiers
auteurs qui l'avaient décrite sous le nom de bactérie pyogène, identique au *bacterium coli commune* d'Escherich.
Rencontrée dans les urines pathologiques 47 fois sur 50

par Albarran et Hallé, 15 fois à l'état de pureté sur 30 cas étudiés par cultures; 13 fois sur 15 par Morelle, dont 6 fois pure; 12 fois sur 17 par Krogius, dont 11 à l'état de pureté; 17 fois sur 23 cas dont 15 fois pure par Denys; la bactérie pyogène est bien l'agent de l'infection urinaire. Dans les quelques cas d'abcès urineux consécutifs à des rétrécissement étroits, où l'examen bactériologique a été pratiqué, sa présence a été constante. En août 1888, Hallé et Albarran trouvent dans le pus de deux abcès péri-urétraux la bactérie à l'état de pureté. En décembre de la même année, Clado la rencontre dans deux cas de phlegmon urinaire du périnée, combinée à des microbes pyogènes (staphylocoques et streptocoques). Tuffier et Albarran, 1890, font connaître le résultat de l'étude bactériologique de quatre cas d'abcès péri-urétraux. Trois fois la bactérie était à l'état de pureté, une fois elle était associée à des microcoques. Cette bactérie si souvent présente dans les abcès a donc bien une influence pathogène sur leur formation. Du reste, comme l'a montré M. Guyon, « cette bactérie acquiert parfois des propriétés gangréneuses sous des influences que nous ignorons, peut-être parce qu'elle a vécu à côté de microcoques. On sait qu'un micro organisme non virulent peut exalter la virulence d'un autre microbe lorsqu'il y est associé dans une inoculation. Un microbe à virulence déterminée peut acquérir des propriétés pathogènes particulières, la faculté de produire la gangrène en vivant dans un milieu septique. » Dans les cas de rétrécissements larges, où il se fait du sphacèle du canal, il en est probablement ainsi.

Sans doute la bactérie pyogène cultivant en terrain propice à côté d'autres micro-organismes, produit un sphacèle plus ou moins étendu de la portion qu'elle a choisie, et faut-il voir là aussi l'explication de ces cas d'abcès urineux avec sphacèle du rétrécissement et de son voisinage observés dans les rétrécissements étroits.

Le *Bacterium coli* ne vit pas dans l'urètre sain. A l'état normal Krögius, Petit et Wassermann ne l'y ont jamais rencontré. Mais lorsque les voies urinaires lui présentent une excellente culture pour son développement, par quelle voie y pénètre-t-il?

Une des voies d'introduction est l'urètre. La cause est parfois facile à déterminer : c'est un cathétérisme septique, une injection urétrale où les germes n'ont pas été détruits. Mais certaines observations de Reblaud chez la femme, de Krögius chez l'homme montrent que souvent les malades infectés n'ont pas été sondés antérieurement. Chez la femme point de difficulté à admettre, comme on l'a observé d'ailleurs, l'ascension directe des microbes à travers l'urètre dont le canal est court, l'occlusion faible, les occasions de contamination nombreuses à cause de la proximité des voies génitales. Ce mode d'introduction est possible chez l'homme soit que les microbes proviennent de l'air, des impuretés des vêtements ou d'un coït.

Le *Bacterium coli* peut arriver dans l'urètre par la voie sanguine. De l'intestin, son habitat ordinaire « à la suite d'ulcérations dysentériques ou typhiques, d'entérite desquamative, de simples troubles gastro-intestinaux » (Renault), il peut pénétrer dans la circulation générale et de là dans les voies urinaires par les reins. Au cours de maladies infectieuses générales, l'infection peut débuter par une néphrite infectieuse et suivre une marche descendante. Le *Bacterium coli* se fixera et cultivera là où l'urètre a perdu son pouvoir de défense et son immunité.

Enfin il est un dernier mode de pénétration fort inté-ressant et signalé par Reymond, 1893, qui est le passage direct du rectum, résidence du *bacterium coli,* dans la vessie à travers les parois et le péritoine. Déjà Ultz-mann, 1888, parlait du rôle de la prostate dans l'infection, comme intermédiaire possible entre le rectum et la vessie. M. Reymond, par des expériences fort bien conduites, a prouvé que chez les animaux les microbes traversent faci-lement les parois vésicales de dehors en dedans, que le péritoine les sépare ou non de ces parois. Chez les femmes, il a montré que certaines cystites dépendaient d'une in-fection directe, ayant pour point de départ une métrite, une salpingite, etc. Dans la métrite et la cystite, on retrouvait le même agent producteur : le traitement et la guérison de la métrite amenaient la guérison de la cystite sans qu'on ait rien tenté pour amender cette dernière. Enfin M. Raymond a pu suivre la marche du coli-bacille de l'utérus à travers le péritoine jusqu'au point correspon-dant de la vessie, où existait, dans cette région, une con-gestion intense et locale, congestion qui ne s'étendait à toute la vessie que si celle-ci était en état de réceptivité.

CHAPITRE IV

Traitement.

1° Abcès.

L'ouverture immédiate de l'abcès, dès qu'on aura constaté sa présence, telle est la première indication.

Anesthésie du malade à l'éther.—Toilette de la région. — On introduit dans le canal de l'urètre une sonde indicatrice qui sert de guide et de point de repère. Les bourses relevées, on ouvre l'abcès par une large incision périnéale· Dans le fond, si l'urètre paraît sain et si son calibre est large, presque normal, on pourra se dispenser de l'inciser. Mais si on a le moindre doute sur son intégrité ou s'il est rétréci au point de n'admettre, par exemple, qu'une sonde n° 17 ou même n° 20, on aura tout intérêt et avantage à le comprendre dans l'incision. On terminera par un lavage vésical au nitrate d'argent à 1 pour 1000.

Après l'opération, on peut agir de trois manières différentes :

1° Ou on mettra une sonde à demeure dont le rôle

favorable et les bons résultats sont nettement démontrés par l'observation I de Pousson. Elle sera laissée en place une huitaine de jours, pendant lesquels on fera des lavages bi-quotidiens au nitrate d'argent. Puis l'on s'occupera de calibrer l'urètre;

2° Ou, comme le fit M. Gangolphe avec succès (observation II), on ne mettra point de sonde à demeure, on laisera le malade uriner en partie par la verge, en partie par le périnée et, au bout de huit à dix jours, on tentera de rendre à l'urètre son calibre normal au moyen de bougies Béniqué;

3° Enfin on pourra conseiller au malade de se sonder lui-même avec une sonde molle en caoutchouc, mais il faut que le malade soit intelligent et pratique les cathétérismes dans les meilleures conditions de propreté.

2° **Infiltrations**.

L'infiltration d'urine est plus ou moins étendue. Le cas type de vaste infiltration est celui où périnée, bourses, verge, régions hypogastrique et inguinales sont envahis par l'épanchement urineux.

Anesthésie à l'éther. — Toilette des régions. — Introduction, comme dans l'abcès urineux, d'une sonde indicatrice dans le canal de l'urètre.

On fera une incision périnéale, allant de l'anus à la racine des bourses et si l'infiltration est étendue, on y ajoutera les incisions suivantes : incisions sur le scrotum, sur la ligne médiane dans la région hypogastrique, empiétant s'il le faut, sur la racine de la verge; enfin, de chaque côté dans les régions inguinales, une incision parallèle au cordon. De gros drains seront placés dans les deux incisions latérale et oblique et viendront ressortir par l'incision périnéale. De copieux lavages à l'eau boriquée termineront l'intervention. On évitera d'employer la solution de sublimé au millième — comme dans l'abcès urineux ; on fera un lavage vésical avec le nitrate d'argent.

Pas de sonde à demeure. Au moment de la chute des escarres et du début de la cicatrisation, environ une quinzaine de jours après l'opération, on calibrera le canal avec les bougies Béniqué.

3° **Fistules.**

Les fistules, consécutives à l'ouverture chirurgicale d'un abcès urineux, tiennent ordinairement à ce que le calibre normal de l'urètre n'a pas été rétabli, soit que le malade n'ait point été soumis à la dilatation, soit aussi que le canal de l'urètre, qui pouvait être large au moment de l'intervention, se soit réduit par le fait de la cicatrisation. Le traitement consiste dans l'essai du calibrage de l'urètre avec les bougies Béniqué.

Si la dilatation n'est pas possible ou est arrêtée à un calibre inférieur au calibre normal, on aura recours à l'urétrotomie interne ou à l'urétrotomie externe. La sonde à demeure sera appliquée dans ces deux cas.

Les fistules, résultant de l'ouverture spontanée d'un abcès urineux, sont généralement multiples, leur siège est variable. Le périnée présente l'aspect décrit sous le nom de terrier à lapins.

On essayera, pour les tarir, de placer une sonde à demeure. Mais le vrai traitement, c'est, après avoir intro-

duit dans l'urètre une bougie indicatrice, d'inciser large-,
ment les trajets, d'arriver jusque sur les lésions urétrales
qui leur donnent naissance, d'inciser le canal dans la
partie atteinte. On aura soin d'extirper les callosités qui
enserrent le canal et durcissent les tissus. On fera un pansement à plat. On mettra la sonde à demeure et on fera
les lavages bi-quotidiens de nitrate d'argent. La guérison
définitive sera obtenue et la récidive prévenue par le calibrage du canal.

Le traitement de toutes ces complications sera complété
par l'antisepsie interne et l'on n'oubliera point de donner
soit avant l'opération, soit après, le salol à la dose moyenne
de 2 grammes, afin d'obtenir au moins une asepsie relative
de l'urine qui pourrait, dans ces cas pathologiques, servir
de milieu de culture au *bacterium coli*.

CONCLUSIONS

I. Il est aujourd'hui démontré que l'on peut rencontrer des abcès urineux, des fistules urinaires, des infiltrations d'urine, conséquence de lésions infectieuses, avec un canal de l'urètre presque normal.

II. Nos observations, qui présentent des types de chacune de ces complications, démontrent l'importance pratique qu'il y a à les connaître. Certains sujets attirent si peu l'attention du clinicien sur les troubles des fonctions urinaires, qui souvent même n'existent nullement, qu'une complication aussi grave par exemple que l'infiltration d'urine peut simuler une maladie générale infectieuse (fièvre typhoïde, érysipèle) et échapper à l'observation.

III. La pathogénie de ces lésions n'est pas encore complètement élucidée. Néanmoins, nos connaissances actuelles permettent d'attribuer un rôle prépondérant au processus infectieux nécrobiotique, processus déterminé par la bactérie pyogène.

IV. Leur traitement ne présente guère de particularités. L'abcès, l'infiltration, les fistules seront traités comme nous l'avons dit. L'on fera une part importante aux lavages au nitrate d'argent à 1 millième. Malgré le large calibre du canal de l'urètre, il ne faut pas en négliger le calibrage.

BIBLIOGRAPHIE

Voillemier, Traité des maladies de l'urètre, 1868.

Otis, Stricture of male urethra, 1878.

Pousson, Gazette hebdomadaire des sciences méd. de Bordeaux, 1888. — Ann. de la polyclinique de Bordeaux, juillet 1890. — Bulletin médical, 1er novembre 1893.

William Withe, Univers. med. Magazine, mars 1891.

E. Vigneron, Ann. des mal. des org. gén.-ur., août 1891.

Horteloup, Ann. des mal. des org. gén.-ur., octobre 1891.

Carlier, Union médicale, 29 mars 1892.

De la Callo, Thèse de Paris, 1893.

Noguès, Thèse de Paris, 1892.

Albarran, Ann. des mal. des org. gén.-ur., octobre 1893.

Jurquet, Thèse de Bordeaux, 1894.

J. Hunter, Traduction G. Richelot, 1839.

Brodie, Maladies des org. gén.-ur., 1845.

Thompson, Traité des mal. des org. gén.-ur., 1881.

Duplay et Reclus, Traité de chirurgie.

Baraban, Revue médicale de l'Est, 15 juin 1890.

Wassermann et Hullé, Ann. des mal, org. gén.-ur., 1891.

Petit et Wassemann, Ann. des mal. org. gén.-ur., 1891.

Clado, Thèse de Paris, 1887, et Bull. Soc. anat., octobre 1887.

Hallé, Bull. Soc. anat., 1887 ; Ann. des mal. org. gén.-ur., 1892
    et 1893.

Albarran et Hallé, Bull. Acad. de méd., août 1888.

Albarran, Bull., Soc. anat., décembre 1888. Thèse de Paris, 1889.
    Mal. des org. gén.-ur., 1893.

Guyon, Congrès de chirurgie, 20 avril 1892. Académie des
    sciences, 29 avril 1889.

Renault, Thèse de Paris, 1893.

Achard et Renault, Bull. Soc. de biol., décembre 1891.

Krögius, Recherches bactériologiques sur l'infection urinaire, 1892.

Morelle, La cellule, tome VII, 1892.

Reblaud, Soc. biol., décembre 1889 ; Thèse de Paris, 1892.

Reymond, Ann. des mal. org. gén.-ur., 1893.

TABLE

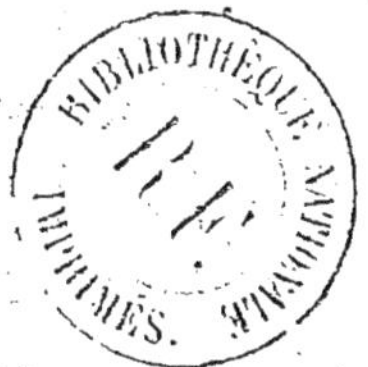